Guía Cuidados de la Piel

Francisco Alcaina

Guía Cuidados de la Piel

Published by Francisco Alcaina

Este libro se lo dedico a todos los hombres que han sufrido de este problema y han decidido dejarlo atrás definitivamente.

No puedo dejar de agradecer a mi pareja su apoyo durante el problema y la gran ayuda psicológica que me aportó.

. La felicidad actual compensa el esfuerzo realizado.

Muy grato a mis hijos Irene y Gerard por su comprensión y cariño.

Índice de Contenidos

Contenidos

Capítulo 1: Estructura y Problemas de la Piel

Una explicación de las capas de la piel y el papel que desempeñan en la salud

Capítulo 2: Molestias de los Forúnculos

Un vistazo a por qué aparecen los forúnculos y cómo pueden prevenirse

Capítulo 3: Aparición de Manchas de la Edad

Un vistazo a las manchas de la edad, por qué aparecen y cómo pueden repararse

Capítulo 4: Molestia de las Varices

Una explicación sobre las venas varicosas, su significado y tratamiento

Capítulo 5: El Problema de Manchas Escamosas Marrones

Un vistazo a la Queratosis Actínica, sus peligros y sus tratamientos.

Capítulo 6: El Envejecimiento de la Piel

Un vistazo a los efectos del envejecimiento, y cómo pueden ser disminuidos

Capítulo 7: Cómo Cambiar su Dieta Puede Ayudar a su Piel

Un vistazo al efecto de la dieta en la piel y los alimentos que debe comer

Capítulo 8: Errores Comunes en el Cuidado de la Piel

Un estudio de los errores más comunes y cómo pueden remediarse

Capítulo 9: Estilos de Vida Saludables

Una explicación de los cambios en su estilo de vida, que mejorarán la salud de su piel

Capítulo 10: Recetas para una Piel Sana

Recetas que incluyen los nutrientes necesarios para una piel sana

Introducción

A medida que envejecemos, podemos perder nuestra hermosa piel, casi impecable. Esto es algo natural en nuestra vida y que no podemos detener. Sin embargo, hay muchas cosas que podemos hacer a medida que envejecemos para ayudar a mantener nuestra piel fresca y tan joven como sea posible; muchos de estos métodos para preservar la vitalidad de nuestra piel son cosas que deberíamos hacer siempre.

En este libro usted aprenderá, no sólo cuáles son las funciones primarias de la piel, sino cómo prevenir las irritaciones normales que se producen en la piel, tales como forúnculos, erupciones cutáneas e infecciones. También aprenderá acerca de los principales nutrientes que su piel necesita para mantenerse joven y saludable. Muchos de estos nutrientes, como las vitaminas A, C, E y el zinc, además de los ácidos grasos omega-3, son encontrados en muchos alimentos saludables, como verduras y huevos, ayudando tanto en la salud general como en la salud de la piel. Incluyendo estos nutrientes en su dieta, usted será capaz de limitar los efectos de los daños en la piel y mantener (o renovar) la salud de su piel. También se incluyen algunas recetas útiles que puede hacer y usar para mantener su piel saludable. Pruebe estas recetas que incluyen todos los nutrientes que son esenciales para la salud de la piel

Espero que el conocimiento de que a pesar de que envejeceremos sin remedio, eso no significa que debamos dejar que nuestra piel muestre los efectos del paso de los años. Hay pasos que usted puede seguir para ayudarle a que se vea tan joven como sea posible, independientemente de su edad.

Capítulo 1: Estructura y Problemas de la Piel

Su piel se compone de tres capas: la epidermis, la dermis y la capa subcutánea, que también es conocida como la capa grasa. Cada capa de la piel tiene una función diferente en la protección de su piel y en como envejece, y cada capa contiene ciertas sustancias para ayudarle a mantener un aspecto joven y saludable.

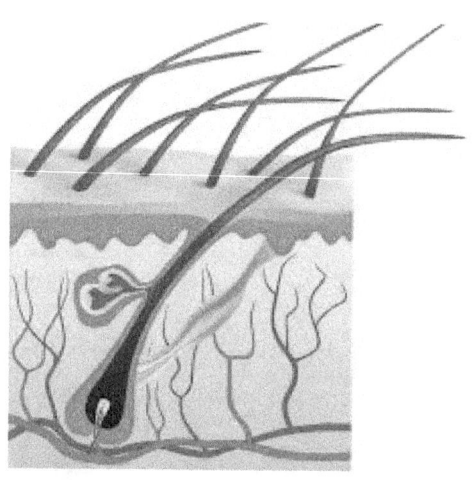

La Epidermis

La Epidermis está formada por una capa muy delgada de piel, y es la capa más extensa de la piel que vemos. Las células que componen esta capa son conocidas como queratinocitos. Estas células provienen de la parte más profunda de la epidermis, que se conoce como la capa basal. Cada vez que tu cuerpo produce nuevos queratinocitos, estas células migran hacia arriba a través de la capa de piel hasta llegar a la superficie de la epidermis. Al alcanzar la superficie, poco a poco serán eliminadas del cuerpo cuando nuevas células suban desde abajo.

La capa de que la epidermis se compone es conocida como estrato córneo y es esencialmente impermeable. La función de esta capa es ayudar en la prevención de virus, bacterias o sustancias extrañas en el cuerpo. Esta capa, junto con la epidermis, ayuda a proteger sus órganos internos y los diversos músculos, vasos sanguíneos y nervios, para que no se dañen al experimentar algún trauma fuerte. Hay ciertas áreas donde que ofrecen más protección contra daños que otras, como las palmas de las manos o las plantas de los pies.

A lo largo de toda la capa basal de la epidermis existen células conocidas como menalocytes. Estas células producen una sustancia conocida como melanina, que es la encargada de dar color a la piel. Sin embargo, la función principal de la melanina no es dar color a la piel, sino ayudar a filtrar la radiación ultravioleta del sol, manteniéndola fuera del cuerpo. Es conocido que la radiación ultravioleta daña el ADN de las células y que puede causar muchos efectos dañinos a su cuerpo, incluyendo el cáncer de piel.

El último conjunto de células que residen en su epidermis se conoce como células de Langerhans; estas constituyen gran parte del sistema inmune primario de la piel. Es conocido que estas células son la causa principal de las alergias en la piel, debido a que ayudan a detectar las sustancias extrañas que entran en el cuerpo y también lo ayudan en la lucha contra las infecciones.

La Dermis

La siguiente capa de la piel, que se encuentra debajo de la epidermis, se conoce como la dermis. Esta capa es un tejido elástico grueso, compuesto por colágeno, fibrilina y elastina. Esta es la capa que se encarga de dar a la piel su fuerza y flexibilidad. La dermis también contiene numerosas glándulas sudoríparas, folículos pilosos, importantes vasos sanguíneos y terminaciones nerviosas, que hacen de su piel lo que es.

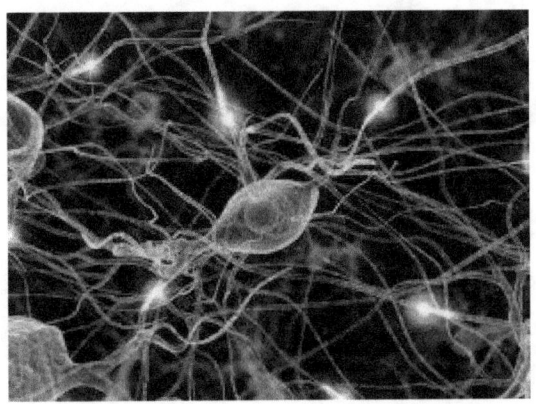

Las terminaciones nerviosas encontradas en esta capa ayudan a su cuerpo a sentir las cosas, tales como la presión, el dolor y la temperatura, aunque algunas zonas de esta capa puede contener más terminaciones nerviosas que otras.

Al mismo tiempo, los vasos sanguíneos dentro de esta capa de la piel ayudan a proporcionar nutrientes importantes a lo largo de su cuerpo y también ayudan a regular su temperatura corporal general.

Mientras tanto, las glándulas sudoríparas que se encuentran en esta capa ayudan al cuerpo a producir sudor en respuesta a indicadores como el calor o el estrés. Es importante recordar que el sudor se compone principalmente de sal, agua y otros productos químicos importantes. Cuando el cuerpo produce sudor y lo evapora fuera del cuerpo, comienza a ayudar a enfriar su cuerpo. Hay ciertas áreas donde se encuentran las glándulas de sudor, especialmente en las axilas y cerca de la región genital, porque son las zonas más probables de sobrecalentamiento.

La dermis también contiene las glándulas sebáceas, que son responsables de la secreción de sebo en los folículos de sus cabellos. ¿Qué es el sebo? Es un aceite que ayuda a mantener la piel suave y húmeda. También es responsable de ayudar a proteger su cuerpo de sustancias extrañas.

Por último, los folículos pilosos que se encuentran en esta capa ayudan a generar distintos tipos de pelo por todo el cuerpo.

Como probablemente usted ya sabe, el pelo tiene muchas funciones diferentes, aparte que le da un aspecto hermoso. Ayuda a regular la temperatura de su cuerpo, le ayuda a sentir las cosas mucho mejor, y le ayuda a protegerse de las lesiones. Cada folículo piloso tiene una porción que contiene todas las células madre importantes. Estas células madre ayudan a regenerar las células de la piel cuando su epidermis está dañada.

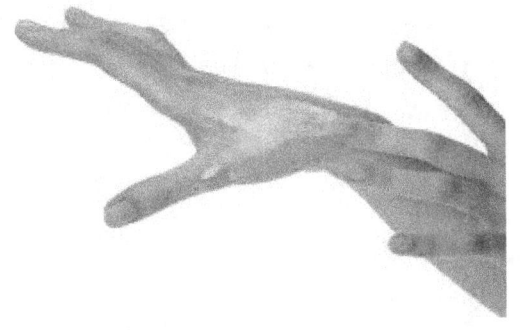

La Capa Grasa

Justo debajo de la dermis de su piel está la capa de grasa. Esta capa se encarga de aislar el cuerpo del frío y el calor. También es responsable de agregar algún relleno adicional a su cuerpo, y actúa como un área de almacenamiento de nutrientes. En esta capa, se encuentra una variedad de células conocidas como células grasas. Esta capa puede variar en grosor según la parte del cuerpo. Por ejemplo, la capa de piel de los párpados es increíblemente fina, mientras que en la parte superior del abdomen puede haber varias capas de grasa.

Su piel es la encargada de proteger el cuerpo de una gran variedad de cosas, como las bacterias y las sustancias extrañas. Muchas personas no toman en cuenta cuán importante es su piel, no sólo por razones estéticas, sino también por razones de seguridad. Por eso es muy importante cuidar la piel tanto como sea posible y a hacer todo lo posible para mantenerla a salvo de cualquier daño.

Capítulo 2: Molestias de los Forúnculos

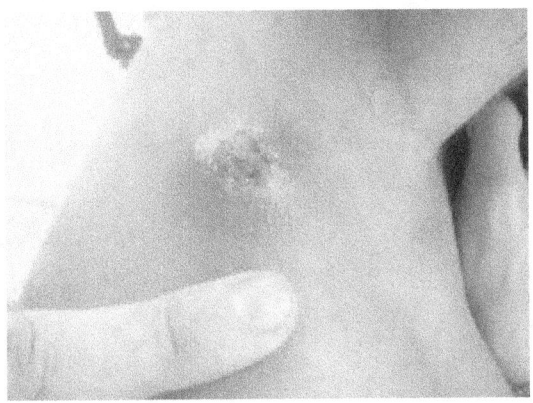

Actualmente, muchas personas sufren una gran variedad de enfermedades de la piel. Los forúnculos son una de esas afecciones. Por lo tanto, ¿qué son los furúnculos y cómo pueden dañar su cuerpo?

Un furúnculo de la piel es una protuberancia grande, hinchada y dolorosa, que se encuentra justo debajo de su piel. A muchas personas les parece que son como una espinilla grande que ha crecido demasiado, mientras que otras parece que ni los notan. La causa principal para el desarrollo de estos dolorosos furúnculos se reduce a que el folículo piloso se ha infectado.

Cuando el folículo piloso está infectado, la bacteria que la produce forma una bolsa de pus, que se conoce como un absceso doloroso. Estos abscesos pueden llegar a ser bastante grandes y muy dolorosos con el tiempo. Los forúnculos se ocurren normalmente alrededor de un área donde el pelo de la piel está constantemente frotando contra otra superficie.

La mayoría de las veces, las personas tienen furúnculos en las siguientes áreas:

- En el rostro

- Cerca del cuello

- Bajo la axila

- Alrededor de los senos

- Cerca de la ingle

- Cerca de las nalgas

Qué No Hacer con un Forúnculo

Hay muchas maneras en que usted puede tratar los furúnculos en la comodidad de su propio hogar. También hay muchas cosas que usted no debe hacer si desarrolla estas dolorosas lesiones. Algunas de las cosas que usted no debe hacer si desarrolla furúnculos son:

No trate de exprimir, drenar o abrir el furúnculo usted mismo. Si usted intenta eliminar el furúnculo por su cuenta, corre el riesgo de provocar que la infección se expanda para dentro, hacia las capas más profundas de la piel.

No compartir toallas, paños o ropa que ha utilizado con otras personas. Recuerde que un absceso es una infección bacteriana, y como tal, corre el riesgo de transmitir la infección a otras personas.

Lo mejor es asegurarse que no comparte nada de lo que usted ha usado en su cuerpo con otras personas.

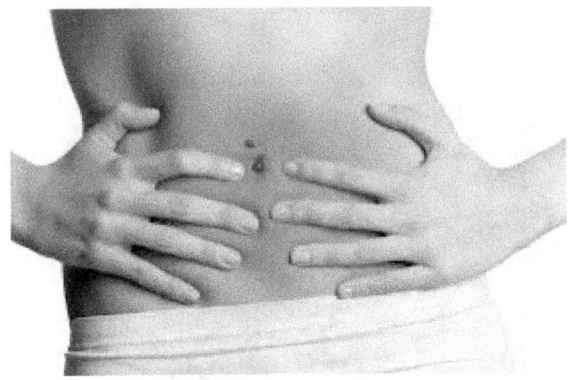

Para tratar un forúnculo en su hogar, todo lo que tiene que hacer es seguir estos pasos; este sencillo método le asegurará de que eliminará los furúnculos que están creciendo y también evitará que se generen y causar más daños a su piel.

Asegúrese de colocar paños calientes y húmedos en el sitio infectado durante 20-30 minutos al día durante 2 a 4 días. Usted debe hacer esto en el momento en que note por primera vez que tiene un furúnculo, ya que esto ayudará a que el furúnculo se vacíe por el mismo más rápido. Sin embargo, en los casos graves, puede tardar hasta una semana para que el furúnculo se vacíe.

Una vez que el furúnculo se abre por sí mismo y comienza a vaciarse, debe continuar con el uso y la aplicación de compresas calientes y tibias durante al menos 3 días más. Para evitar que la infección se propague cuando el furúnculo se abre, utilice un vendaje y asegúrese de cambiarse el vendaje todos los días.

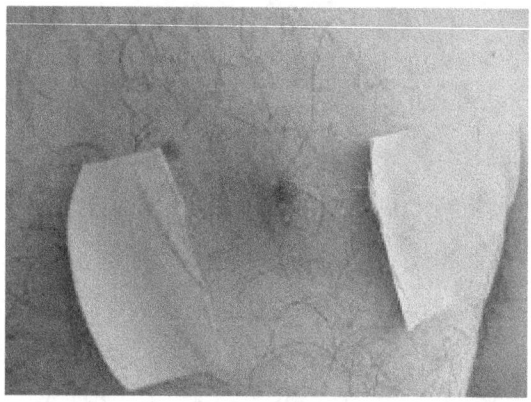

Hay muchas circunstancias en las que deberá acudir a un médico para que le pueda ayudar a tratar su furúnculo.

Algunos de los casos son:

- Si el forúnculo se encuentra cerca de la columna vertebral o en la cara cerca de los ojos.

- Si el forúnculo sigue creciendo con independencia de sus esfuerzos.

- Si usted está experimentando mucho dolor.

- Si usted tiene algún bulto grande cerca del forúnculo y el bulto comienza a doler.

- Si usted tiene diabetes.

- Si usted está experimentando fiebre.

- Si el forúnculo tiene vetas rojas que salen de él.

- Si el forúnculo no ha mejorado después de 5 a 7 días a pesar de sus esfuerzos.

- Si el forúnculo es tan grande como una pelota de ping-pong.

En estos casos graves, puede haber muchas cosas que su médico consiga hacer para aliviar en gran parte el dolor y malestar. Puede recomendar la punción del forúnculo para drenar el absceso. En este caso, en el momento en que se abra el forúnculo, usted comenzará a sentir alivio en la presión y el dolor comenzará a bajar. El médico, a continuación, utilizará una gasa o vendaje para mantener abierto el forúnculo, para que pueda continuar el vaciado naturalmente.

Su médico también puede prescribirle un antibiótico para ayudar a prevenir la infección. Si su médico le receta antibióticos, asegúrese de seguir las instrucciones cuidadosamente y tomar los antibióticos durante el tiempo que sea necesario.

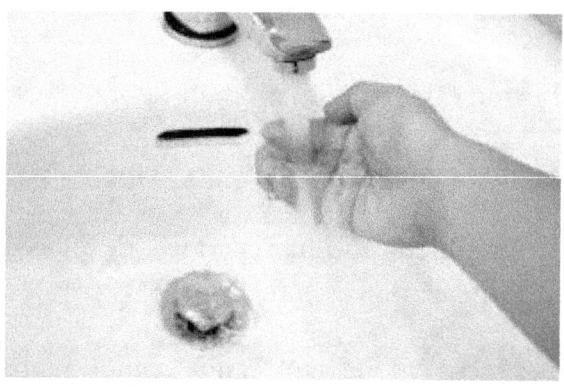

¿Puede Usted Prevenir los Forúnculos?

La respuesta a esta pregunta varía, ya que cada persona y sus circunstancias son muy diferentes. Si usted está tiene los forúnculos siempre en los mismos lugares, es probable que haya cosas que usted puede hacer para prevenir que ocurran en el futuro. Una cosa que puede hacer es asegurarse de lavar la zona con agua tibia y jabón y de secar cuidadosamente el área con una toalla.

También, puede preguntarle a su médico si le puede prescribir o recomendar ungüentos antibióticos que pueda utilizar para evitar los forúnculos en el futuro. Aunque los forúnculos pueden ser muy molestos, generalmente son muy inofensivos. Los forúnculos suelen permanecer de un par de días a un par de semanas, y con frecuencia se pueden tratar en su propio hogar.

Remedios Farmacéuticos

Si usted está sufriendo de forúnculos, a menudo es necesaria una consulta con el médico. Si los forúnculos son graves, el médico probablemente le recetará antibióticos para eliminar la infección. Estos antibióticos pueden ser eficaces, pero no evitaran futuros casos de la infección, sólo terminarán la infección actual.

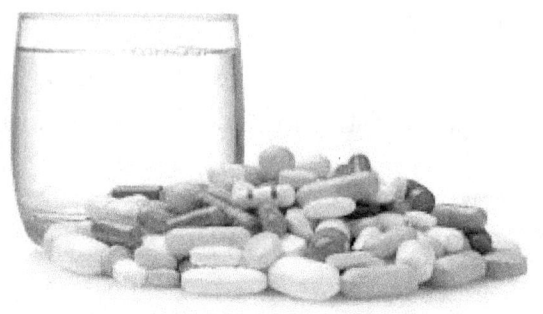

Hay otras opciones disponibles en la farmacia de su barrio. Pueden utilizarse cremas tópicas que a menudo contienen activos anti-bacterianos. Estas cremas son eficaces en la refrigeración de la zona, para detener la propagación de la infección y parar la picazón, pero no son tan fuertes como los antibióticos prescritos por el médico. Esto ocurre también con los polvos o aerosoles que están disponibles en su farmacia. Le darán un poco de alivio, pero no son tan potentes como los medicamento prescritos.

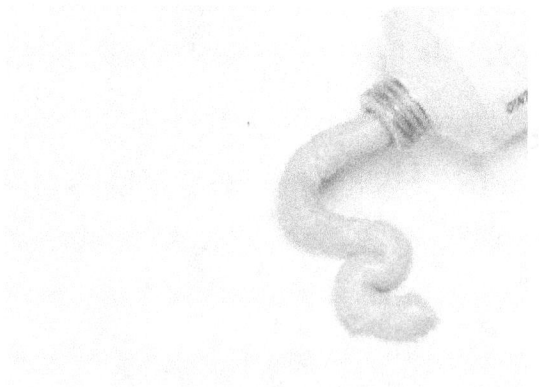

El problema con todas estas soluciones farmacéuticas es que son ajenas al cuerpo y a menudo tienen problemas para penetrar en la dermis de la piel y detener la infección. Tampoco resuelven el problema de la acumulación de pus dentro de los forúnculos. Esencialmente, son eficaces en detener la infección y que no se propague, pero ofrecen poca ayuda en el proceso de curación.

Capítulo 3: Aparición de Manchas de la Edad

¿Qué son las manchas de la edad?

Las manchas de la edad, que son también llamadas manchas del hígado, son pequeños puntos que son generalmente de color negro o marrón. Estas manchas varían en tamaño y pueden aparecer literalmente en cualquier parte del cuerpo, pero generalmente se encuentran en los hombros, los brazos o en la cara. Sobre todo, podrá ver los puntos donde la piel está más expuesta al sol.

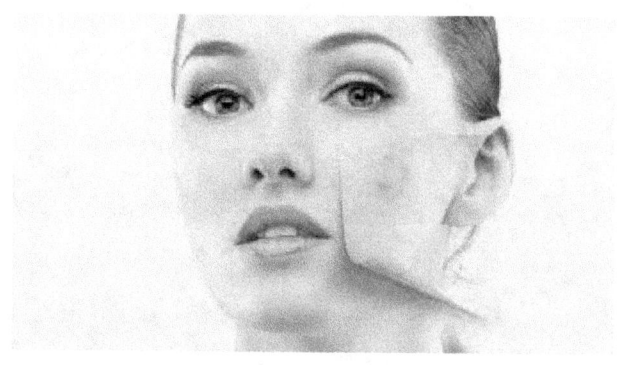

Las manchas de la edad son muy comunes en personas mayores de 50 años de edad, pero se sabe que los jóvenes también las pueden desarrollar. En algunos casos, las manchas de la edad pueden parecer muy similares a las masas cancerosas, pero en realidad, las manchas de la edad son inofensivas y normalmente no necesitan ser tratadas a menos que la persona desee tratarlas para fines cosméticos.

Si una persona desea tratar las manchas de la edad con fines estéticos, pueden aplicar en estas manchas tratamientos de blanqueamiento de piel o puede eliminarlas por completo. Sin embargo, hay otras formas en que las personas podemos evitar las manchas de la edad, como el uso diario de protectores solares o evitar la exposición al sol durante largos períodos de tiempo. Evitando el desarrollo de manchas de la edad, puede ayudar a la piel a mantener un aspecto joven y saludable.

Formas de Ayudar a Desaparecer las Manchas de la Edad

Hay numerosas formas en que usted puede prevenir la aparición de manchas de la edad, simplemente haciéndolas, en la comodidad de su propia casa o usando productos que son muy eficaces en relación a su costo.

A continuación, se muestran las mejores maneras de prevenir la aparición de las manchas de la edad.

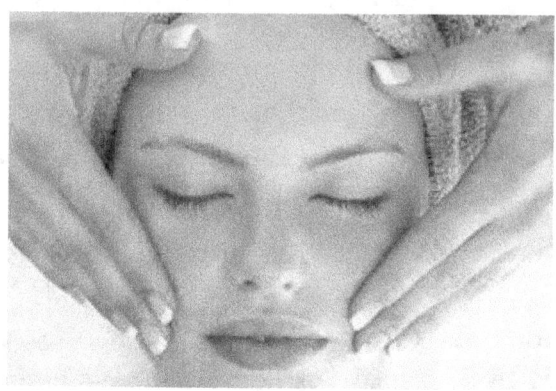

Aplicar a su Piel Tratamientos Dos en Uno

La mejor manera de prevenir las manchas de la edad es tratar la piel con una combinación de dos o más sustancias para ayudar a dar a su piel el aspecto joven y claro que siempre ha querido. Las mejores sustancias que se pueden utilizar son una combinación de vitamina C con algún extracto de regaliz o ácido kójico. Estas sustancias ayudan a tonificar la piel y a prevenir las manchas de la edad a largo plazo.

24

Aclarar Toda su Piel

Si su piel ya ha sido dañada por el sol o por su propio desequilibrio hormonal, realmente no tiene muchas opciones de tratamientos, ya que son muy limitados en su alcance. Muchos dermatólogos recomiendan utilizar un aclarador en todo el rostro, que puede ayudar a que sus manchas de la edad desaparezcan y asegura que su piel se vea joven y suave.

Usar un Frotador

La mejor manera de prevenir las manchas de la edad es usar una crema anti-edad. Una crema anti-edad puede hacer algo más que eliminar las arrugas de la piel. A menudo, son capaces de iniciar la híper-pigmentación. Lo que esto significa, es que ayudan a acelerar la velocidad con que las células mueren y se regenerar en el cuerpo. Una crema anti-envejecimiento, cuando se aplica en las manchas de la edad que comienzan a aparecer, le ayuda a evitar que las manchas de la edad alcancen su pleno desarrollo. Muchos dermatólogos recomiendan el uso de estas cremas y de protector solar diariamente para mejorar los resultados.

Usar un Reforzante para la Piel

Si usted está buscando una manera de deshacerse de las manchas de la edad tan rápido como sea posible, debe utilizar productos que contengan estos dos ingredientes:

- Ácido Glicólico

- Ácido Salicílico

Estos ingredientes ayudan a proporcionar lo que denomino dos-en-uno, ya que ayudan a desprenderse de las células muertas de la piel y a iluminar la piel en el proceso. Este es el principal beneficio de la utilización de productos con estos ingredientes y muchos dermatólogos los recomiendan para aquellas personas que están desesperadas por deshacerse de las manchas de la edad.

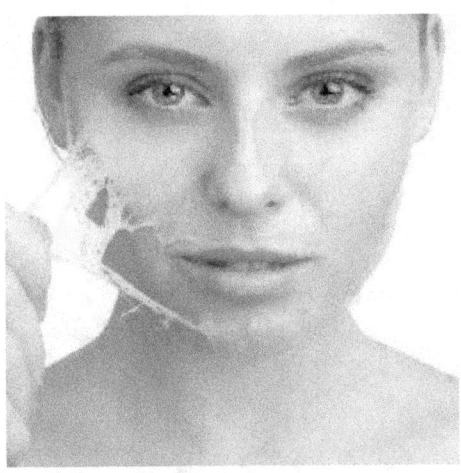

Aunque normalmente se producen manchas de la edad en áreas como la cara, también son comúnmente encontradas en el cuello y en el pecho de las personas. Usted debe utilizar cremas ya preparadas o hacer cataplasmas para utilizarlos en estas zonas, porque necesitan ser tratadas más delicadamente.

Lo mejor que puede hacer es aplicar un producto en concreto en días alternos, un día sí y otro no, para ayudar a evitar la irritación de la piel y para obtener los mejores resultados posibles.

Las manchas de la edad son una condición que muchos de nosotros tendremos independientemente de lo que intentemos hacer para evitarlas. Las manchas de la edad son sólo una consecuencia normal de la vida, pero eso no significa que usted esté obligado a vivir con ellas. Sin embargo, debe tener en cuenta que los remedios farmacéuticos están limitados en su eficacia y tan solo frenan el crecimiento de las manchas de la edad, en lugar de impedir su aparición.

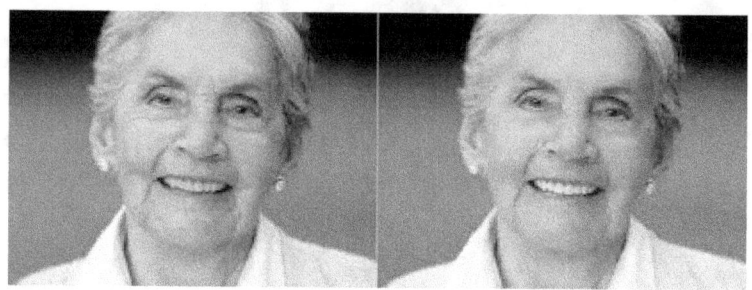

Capítulo 4: Molestia de las Varices

A medida que envejecemos, podemos comenzar a desarrollar una afección conocida como venas varicosas.

¿Qué son las varices?

Son simplemente venas que se han inflamado y retorcido hasta el punto que usted las puede ver claramente por debajo de la superficie de su piel. Estas venas varicosas aparecen normalmente en las piernas de muchas personas, pero también pueden aparecer en otras partes del cuerpo.

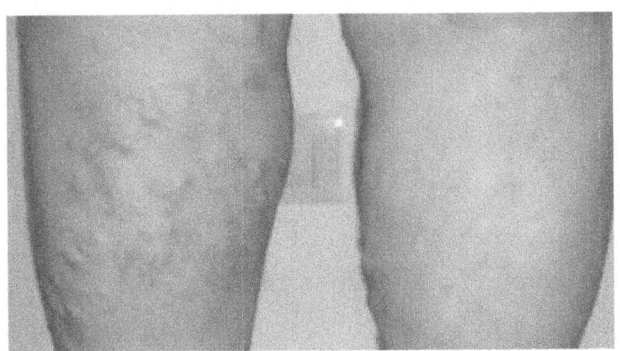

Es una afección bastante común, especialmente entre las personas de edad avanzada. Recuerde que las venas son los vasos sanguíneos que ayudan a llevar la sangre rica en oxígeno a todos los tejidos y órganos del cuerpo humano, especialmente el corazón. Con la ayuda del corazón, la sangre puede fluir por todo el cuerpo.

Sin embargo, después de algún tiempo nuestro cuerpo comenzará a tener algunos problemas. A menudo, las venas son las primeras en comenzar a funcionar mal. Cada vaso sanguíneo del cuerpo tiene una válvula unidireccional para que la sangre se mueva. Después de algún tiempo, estas válvulas pueden comenzar a funciona mal, y como resultado, la sangre en las venas se comenzará a ralentizar y causará que las paredes de las venas se hinchen. A su vez, esto lleva a la afección de las venas varicosas.

Las Perspectivas de las Varices

Cuando una persona es diagnosticada de varices nadie suele preocuparse demasiado, porque simplemente no causa muchos problemas médicos. En casos raros, pueden presentarse problemas de salud, y si lo hacen, el médico le sugerirá cambiar su estilo de vida para ayudar a eliminar estos problemas médicos.

A veces las varices pueden causar dolor y malestar. También han sido conocidos casos de otros problemas, como úlceras en la piel y coágulos de sangre. Hay muchos tratamientos para ayudarle a tratar las varices y para ayudar a evitarlas, y en función de la gravedad de su caso, el médico le puede prescribir diferentes opciones.

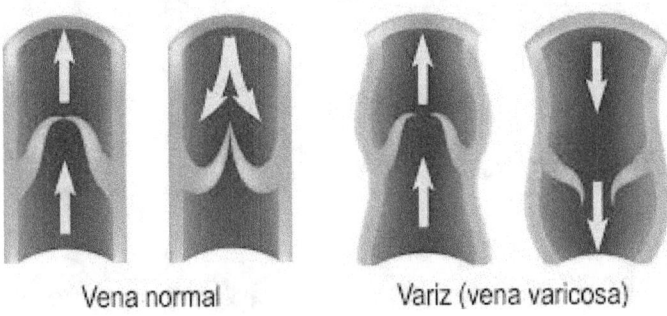

Vena normal   Variz (vena varicosa)

¿Qué Otros Problemas pueden Causar las Varices?

Hay muchos otros problemas médicos que las varices pueden causar. Algunas de estas condiciones incluyen:

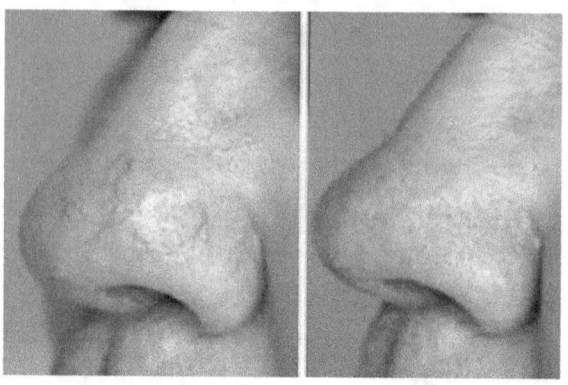

Telangiectasias

Son un grupo de pequeños vasos sanguíneos que generalmente se encuentran en la parte superior del cuerpo y en el rostro. Los vasos sanguíneos que se encuentran en esta área aparecerán de color rojo inicialmente, y suelen aparecer durante el embarazo. Sin embargo, muchas personas desarrollan esta afección, sobre todo si sufren ciertas formas de desórdenes genéticos o infecciones virales.

Las Telangiectasias pueden ser un indicador de un problema más grave, por lo que es importante visitar a su médico de inmediato si aparecen estos vasos sanguíneos en su rostro.

Venas de Araña

Son sólo una versión más pequeña de las venas varicosas, y se consideran menos graves. Cuando se produce este problema, generalmente involucra sólo a los capilares, que son los vasos sanguíneos más pequeños que existen en el cuerpo. Estas venas suelen aparecer en las piernas y en la cara de la persona y por lo general son de color rojo o azul. Su nombre lo reciben de la forma con que tienden a parecer, y por lo general no son una preocupación entre los médicos.

¿Quién sufre Riesgo de Venas Varicosas?

Las personas que tienen mayor riesgo de desarrollar esta afección venosa, son las que se encajan en las siguientes categorías:

Histórico Familiar

Si ha habido otros miembros de la familia que han sufrido de varices en el pasado, entonces son más propensas a desarrollarlas en el futuro.

Edad

Como comentado anteriormente, es más probable la aparición de varices cuando avanzamos en edad. Las varices aparecen debido al desgaste normal de nuestros cuerpos y esto es algo que actualmente es inevitable.

Sexo

Se ha demostrado que las mujeres tienen mayor probabilidad de desarrollar varices que los hombres. Esto puede ocurrir debido a varias razones, tales como la pubertad, la menopausia o incluso el embarazo. El uso de píldoras anticonceptivas aumenta la posibilidad de varices en el futuro.

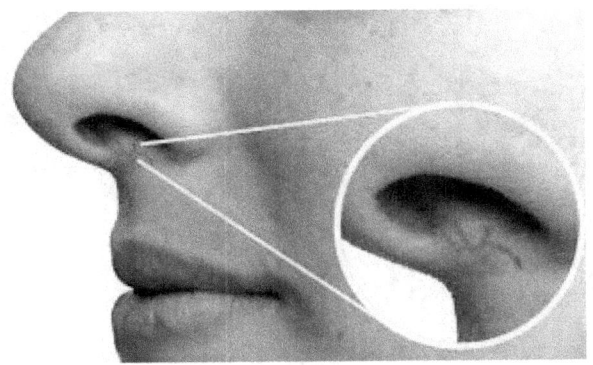

Sobrepeso

La obesidad puede causar muchos problemas para las personas, independientemente de su sexo. Sin embargo, el sobrepeso puede poner una enorme cantidad de presión en las venas, y, por tanto, puede conducir a la aparición de venas varicosas.

Nivel de Actividad

Si se está sentado o de pie durante un largo período de tiempo, o si se mantienen las piernas dobladas o cruzadas por períodos de tiempo prolongados, puede tener mayor riesgo de desarrollar varices en el futuro. La razón de esto es simple: al permanecer en la misma posición por mucho tiempo, los vasos sanguíneos deben trabajar más arduamente para impulsar la sangre por todo el cuerpo, y esto a su vez puede conducir a una futura inflamación de las paredes de los vasos sanguíneos.

Signos de que Usted Tiene Varices

Hay una gran variedad de signos y síntomas que pueden indicar que usted está sufriendo de venas varicosas. Estos signos y síntomas incluyen:

- Tiene dolor y malestar en las piernas. Usted tiene sensación de piernas pesadas.

- Tiene leve hinchazón alrededor de sus tobillos y pies.

- Tiene las venas bastante grandes, que se pueden ver por debajo de la superficie de su piel.

- Tiene calambres o dolor punzante en las piernas.

- Siente cada vez más picazón en la piel, por lo general en la parte inferior de las piernas y los tobillos.

- Nota descoloración en la piel que está alrededor del área donde las posibles varices están.

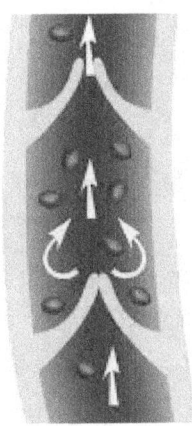 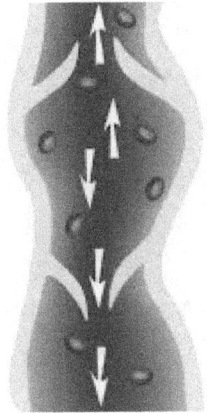

Cómo Tratar las Varices

Hay muchas formas que le pueden ayudar a tratar las venas varicosas. Algunos de estos pueden ayudar a aliviar los síntomas dolorosos de la afección.

La principal forma de tratar esta afección es tratarla a través de algunos cambios en su estilo de vida, y realizar algunos procedimientos médicos. El objetivo general de buscar tratamiento es ayudarle a aliviar algunos de los síntomas que usted puede sentir y también a prevenir el desarrollo de complicaciones en el futuro. Sin embargo, los recursos farmacéuticos se limitan a reducir al mínimo las consecuencias de las varices y no en la prevención de su aparición. La única manera de prevenir la aparición de las venas varicosas es a través de cambios en nuestro estilo de vida.

Cómo Cambiar su Estilo de Vida

Usted sólo necesita hacer unos pequeños cambios en su estilo de vida que le ayudarán a aliviar los síntomas de las venas varicosas, hay cosas sencillas que usted puede hacer. Estos pequeños cambios también pueden ayudarle a evitar que la aparición de estas venas se repita en el futuro. Algunos de estos cambios incluyen:

Evite permanecer en un lugar durante largos períodos de tiempo

Si usted es del tipo de persona que necesita estar sentado en una mesa durante 8 a 10 horas al día, asegúrese de que no cruza las piernas.

Intente levantar las piernas tantas veces como sea posible mientras está sentado, y trate de levantarse y caminar de vez en cuando. Si tiene oportunidad, intente levantar las piernas por encima del corazón, con la mayor frecuencia posible.

Hacer las Máximas Actividades Físicas Posibles

La mejor manera de evitar desarrollar venas varicosas en el futuro es moverse lo máximo posible. El ejercicio constante le ayudará a mejorar su tono muscular y le ayudará a mantener la sangre en movimiento a través de las venas de las piernas.

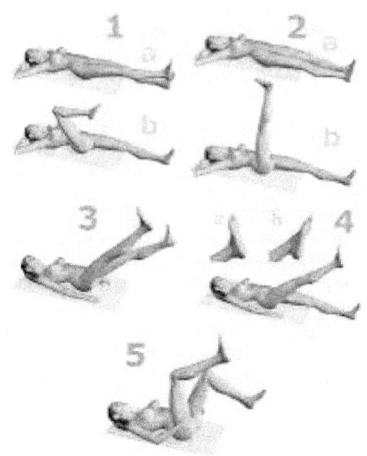

Intente Perder Peso

Como se ha mencionado anteriormente, el hecho de tener sobrepeso puede contribuir al desarrollo de varices en el futuro.

Por eso, perder peso le ayudará a aumentar el flujo de sangre en las piernas y evitar la presión sobre estas venas en el futuro.

No Use Ropa Apretada

Si usted usa ropa ajustada, puede empeorar mucho sus venas varices o favorecer su aparición. Asegúrese de que usted no usa ropa apretada alrededor de las piernas, el área de la ingle y en la cintura.

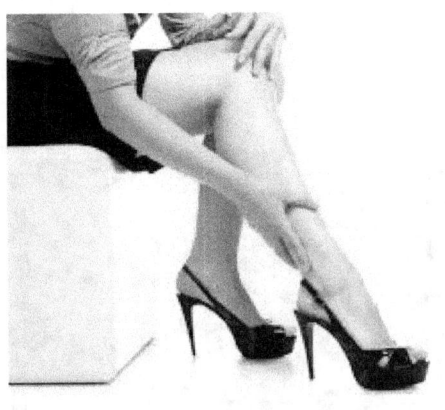

Evitar Zapatos de Tacón Alto

No estoy diciendo que nunca se pueda usar zapatos de tacón alto. Estoy tratando de decir que usted debe evitar usar zapatos de tacón alto durante largos períodos de tiempo. Usar talones más bajos puede ayudarle a mejorar su tono muscular y a que la sangre fluya a través de las venas de las piernas.

Por supuesto, si usted quiere un tratamiento médico, hay varias cosas que su médico le puede recomendar que usted trate de prevenir y deshacerse de sus venas varicosas. Una de las cosas que su médico le puede recomendar es usar medias de compresión, ya que estas medias evitan la acumulación de sangre dentro de la vena, y le ayudarán a disminuir la inflamación que pueda tener en las piernas.

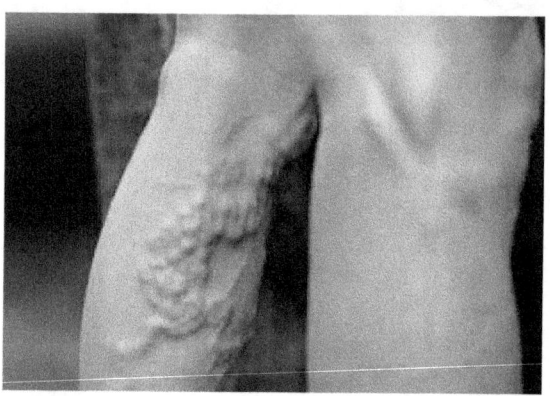

Procedimientos Médicos para Varices

Si los síntomas de sus varices se han incrementado mucho su médico le puede recomendar para buscan un tratamiento médico adicional, para ayudarle a aliviar los síntomas que usted puede estar sufriendo. Algunas de estas opciones de tratamiento médico incluyen:

Escleroterapia

Este tipo de terapia implica el uso de una sustancia química líquida para ayudar a cerrar las venas varicosas. Este tratamiento se realiza inyectando el producto químico en la vena que está causando la irritación y, a continuación, se usa para provocar la cicatrización. La cicatrización que se produce ayuda a cerrar la vena y con el tiempo, la cicatriz y la vena varicosa se desvanecerán.

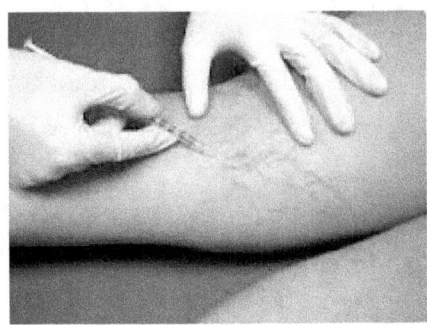

Este tratamiento es tan sencillo que se puede realizar en la comodidad de un consultorio médico local. Sin embargo, va a precisar varios pequeños tratamientos con el fin de lograr los resultados esperados.

Este tratamiento se realiza generalmente en pequeños períodos de sesiones cada 4 a 6 semanas, y después de recibir el tratamiento, las piernas se envuelven en un vendaje para ayudar a disminuir las posibilidades de hinchazón y para ayudar en el proceso de curación.

Microescleroterapia

Este tratamiento se usa principalmente para tratar las venas araña y los pequeños casos de venas varicosas. La sustancia química líquida que se inyecta en la vena se realiza mediante una aguja muy pequeña. Este tratamiento funciona de manera similar al tratamiento descrito anteriormente, mediante la cicatrización para ayudar a cerrar la vena varicosa.

Cirugía Láser

La cirugía láser se usa para ayudar a tratar los casos más pequeños de las varices, y es uno de los tratamientos médicos más populares disponibles en la actualidad. Este tratamiento utiliza la luz de un láser, que se dirige hacia la vena varicosa para cerrarla. El láser también ayuda a que la vena desaparezca con el tiempo.

Terapia Ablación Endovenosa

Es un tipo de tratamiento que utiliza las ondas de radio y láseres para calentar la zona cercana a la vena varicosa para ayudar a cerrarla. En esta opción de tratamiento el médico realiza una pequeña incisión en el área de la piel que se encuentra más cercana a la vena varicosa, y entonces él inserta un catéter en la propia vena. Hay un pequeñísimo dispositivo en la punta del catéter, que ayuda a calentar la vena y hacer que se cierre una vez completado el proceso.

No hay necesidad de sedación o anestesia para este procedimiento. Usted estará despierto durante todo el tiempo, a pesar de que el médico le anestesiará la zona alrededor de la vena para que usted no sienta nada. Cuando finalice el proceso podrá volver a casa, en el mismo día.

Cirugía Endoscópica Varices

En este tipo de cirugía, su médico le hará una pequeña incisión en la piel, que está cercana a la vena varicosa. Mediante una cámara diminuta, el médico, utilizará un dispositivo quirúrgico junto unido a la cámara para ayudar a cerrar la vena varicosa.

Esta opción de tratamiento normalmente se reserva para los casos más graves de varices, especialmente cuando comienzan a causar úlceras dolorosas. Una vez finalizado el procedimiento, usted puede seguir su vida cotidiana lo más normalmente posible, lo que debe permitir que usted se acabe de recuperar en pocas semanas.

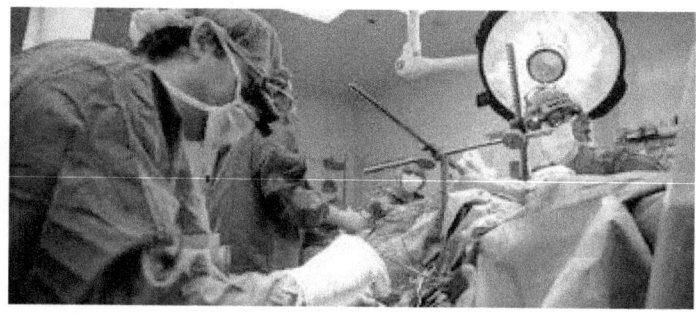

Extirpación y Ligado Venoso

Esta opción de tratamiento se utiliza sobre todo en los casos más graves de varices. Este procedimiento incluye el ligado completo de la vena o la eliminación completa a través de pequeñas incisiones en las piernas.

Al igual que con la mayoría de las opciones de tratamiento que se llevan a cabo en las venas varicosas, este tratamiento se realiza como procedimiento ambulatorio y usted será anestesiado por lo que no sentirá ningún dolor durante el procedimiento. Usted puede planificar un tiempo de recuperación de una a cuatro semanas, aproximadamente.

Las varices son una de esas dolencias que las personas tenemos a medida que envejecemos. Las varices no sólo son estéticamente desagradables, si no que se sabe que pueden causar muchos otros problemas médicos. Si usted está sufriendo de varices actualmente dispone de una gran variedad de opciones de tratamiento disponibles para ayudarle a deshacerse de esta plaga, para que pueda tener de nuevo una piel con aspecto juvenil como siempre ha tenido.

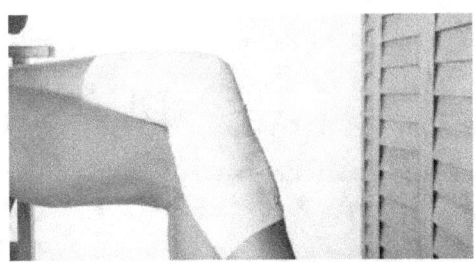

Capítulo 5: El Problema de Manchas Escamosas Marrones

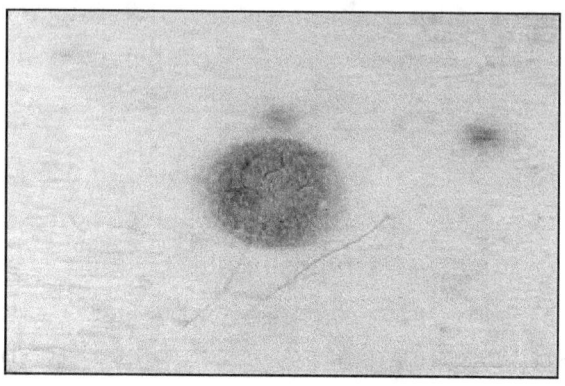

Al igual que las manchas de la edad, las Manchas Escamosas Marrones pueden ser perjudiciales para su aspecto físico, pero la existencia de estas manchas escamosos en su piel, también conocidas como queratosis actínica, es mucho más grave. Estas manchas son mucho más profundas y más peligrosas que unas simples manchas en la piel. Si no se controlas, estas manchas pueden convertirse en tumores y a veces incluso convertirse en manchas con crecimiento en forma de bocina, muy desagradable a la vista y dolorosas.

A menudo, estas manchas se vuelven cancerosas si no se tratan a tiempo. Esto ocurre especialmente en las zonas alrededor de la boca. Son conocidas por desarrollar un tipo de cáncer de piel llamado carcinoma de células escamosas, y las personas que tienen queratosis actínica son también más propensas a sufrir otros tipos de cáncer de piel.

Tratamientos para Queratosis Actínica

Hay muchos remedios para estas manchas. Sin embargo, todos ellos son muy agresivos con su piel. Los dermatólogos ofrecen estos tratamientos, pero todos implican la destrucción de la piel vieja y escamosa, con la esperanza de que volverá a aparecer la piel nueva, sana. Esto se puede hacer mediante congelación o calentamiento, así como quemando la piel con un peeling químico.

A menudo, la terapia con láser se utiliza para extraer la piel dañada y las escamas de la piel.

Hay medicamentos que también están disponibles para detener la queratosis actínica; estos actúan de dos formas. Algunos de ellos son las cremas tópicas, que hará caer la costra de la piel dañada. Otros medicamentos mejoran el sistema inmunológico, lo que permite al cuerpo destruir las peligrosas manchas precancerosas.

Si bien algunos de estos procedimientos y medicamentos pueden ser eficaces, a menudo son limitados en cuanto a su eficacia. Los médicos le pueden sugerir que use múltiples cremas o medicamentos, porque no existe ningún medicamento que haya demostrado ser eficaz en todos los casos. Así, todos estos procedimientos y medicamentos habitualmente son muy agresivos con su piel y pueden ser dolorosos. En definitiva, el proceso de cicatrización será largo, y siempre es posible la aparición de cáncer de piel.

Capítulo 6: Envejecimiento de la Piel

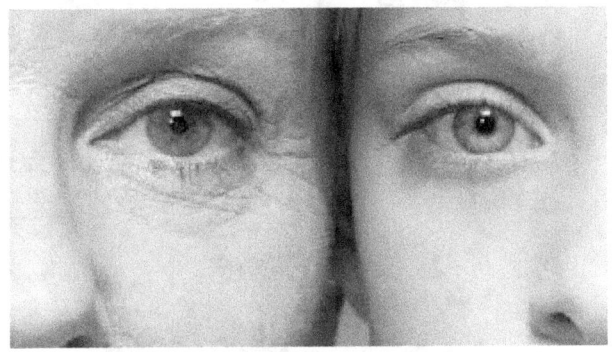

Si bien todas estas otras afecciones son las complicaciones relacionadas con el proceso de envejecimiento, el proceso de envejecimiento puede ser difícil. A medida que avanzamos en edad, nuestra piel sufre con el entorno que nos rodea. Los problemas que crea raramente son graves, pero puede ser embarazoso o molesto.

Uno de los signos más comunes del envejecimiento son las arrugas o pliegues de la piel. Este es el síntoma típico de la piel envejecida. En realidad, es el resultado de la falta de elasticidad en la piel. Mucha de esa elasticidad se pierde debido al constante efecto de la gravedad sobre la piel. La gravedad estira la piel, provocando que se afloje, especialmente alrededor de la línea de la mandíbula y en otras áreas donde la piel es más fina, cerca de huesos.

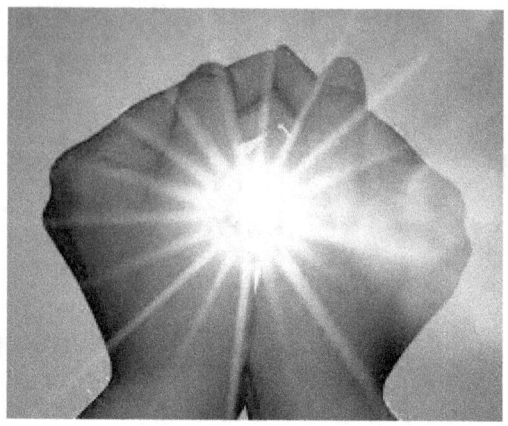

Foto-envejecimiento o daños causados por los rayos solares, también provocan la ruptura de la elastina de la piel. También el consumo de tabaco se asocia a menudo con las arrugas; los fumadores tienen más arrugas que los no fumadores de la misma edad, según todos los estudios. Estas causas provocan las arrugas y los pliegues que a menudo acompañan a la edad.

A medida que se envejece, la piel acostumbra a ser más delgada.

La capa de grasa se reduce, lo que ofrece menos protección y cada vez es más transparente. También se le formarán moretones con mayor facilidad y frecuencia. Puede ser más sensible a la irritación y picazón, y pueden aparecer tumores benignos más fácilmente.

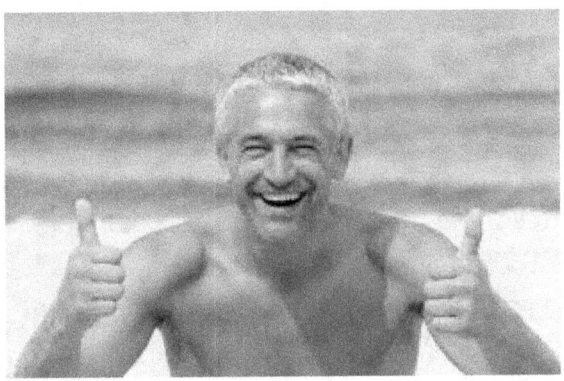

Tratamientos para los Efectos del Envejecimiento

No hay ninguna forma de detener el envejecimiento. Sin embargo, algunos de sus efectos pueden limitarse o contrarrestarse. Hay muchas cremas anti-edad que se puede comprar en la farmacia. La cirugía estética también puede utilizarse para eliminar las arrugas y otros efectos. Sin embargo, todos estos procedimientos funcionan tan solo durante un período de tiempo limitado, y los efectos de la edad, se repiten; puede tratar los síntomas, pero no aumenta la salud de su piel.

Capítulo 7: Cómo Cambiar su Dieta Puede Ayudar a su Piel

No es ningún secreto que cambiar su dieta le puede proporcionar un cuerpo mucho más saludable. Sin embargo, tener buenos hábitos alimenticios le puede ayudar a alcanzar una piel saludable con un aspecto más sano y juvenil, la piel que siempre ha soñado tener. Al igual que todas las células de su cuerpo, las células de la piel necesitan un aporte de nutrientes y vitaminas para crecer. En la mayoría de los casos, cambiar su dieta puede mejorar muchísimo el aspecto de su piel, mientras que en los casos más severos pueden requerir mucho más que sólo nutrientes básicos.

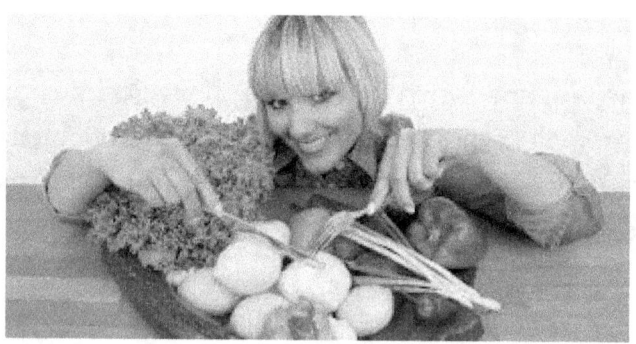

Existen muchos estudios realizados sobre el tema, y muchos investigadores han confirmado que hay ciertos tipos de alimentos que contienen todos los nutrientes que su piel necesita para crecer, como las hortalizas, frutas, pescado, cereales y proteínas.

Estos nutrientes no sólo le ayudan a proteger la piel de sustancias dañinas, si no que pueden ayudar a darle ese brillo juvenil que siempre ha querido.

Actualmente, en todo el mundo, se gastan cada año más de un billón de dólares en productos para el cuidado de la piel, sin importar si realmente funcionan o no. Con la cantidad que se gasta en estos productos cada año, se puede tener la idea de que los laboratorios han encontrado la cura para mantener o tener la piel joven de nuevo. A pesar que debe ser lo que usted ha pensado en un principio, no es ciencia lo que se está aplicando en la creación de la mayoría de estos productos para la piel. El proceso de creación es, en realidad, mucho más sencillo de lo que muchos de nosotros pensamos, y los resultados siguen siendo muy limitados.

¿Hay alimentos que puedo comer para ayudarme a tener la piel sana que deseo?

Por supuesto los hay, y muchos de estos alimentos se pueden encontrar en su propia cocina. No hay necesidad de gastar 200 Euros en la última crema anti-envejecimiento cuando se puede tener una solución anti-edad gratuita en su propia casa.

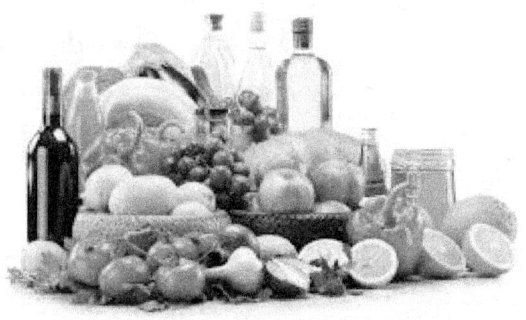

En lugar de gastar dinero extra en productos anti edad, es más eficaz y eficiente cambiar los alimentos que usted come. Centrándose en obtener suficiente cantidad de algunos nutrientes específicos, su piel mejorará y mantendrá su vitalidad.   Los siguientes nutrientes son esenciales para una piel hermosa:

Vitamina A, C, y E

Este trío de vitaminas es la clave para una piel hermosa. La vitamina A se encuentra en alimentos como las zanahorias, albaricoques, y la col rizada, y es capaz de ayudar a curar el acné y piel escamosa. La Vitamina C, se encuentra en las hojas verdes, guayaba, y en los pimientos entre otros alimentos, es conocido por curar los daños causados por los radicales libres de los rayos solares o exposición a la contaminación. La vitamina E también reduce los efectos de la exposición al sol, previene el cáncer de piel y reduce las arrugas y el envejecimiento prematuro. Se encuentra en alimentos como las almendras y las espinacas. Por favor tenga en cuenta: sólo se debe tomar Vitamina E natural, ya que al igual que la vitamina A sintética se ha reconocido en estudios que pueden ser perjudiciales.

Sílice

Este mineral se encuentra en alimentos como las fresas, judías verdes y puerro. Es conocido por fortalecer los tejidos conectivos del cuerpo y es importante también para una piel sana. Si usted sufre de deficiencia de sílice, su piel carecerá de elasticidad y tardarán mucho más tiempo en sanar las heridas.

Selenio

Este mineral es un reconocido antioxidante. Se encuentra en alimentos como el germen de trigo, los mariscos y el ajo, y repara el daño de los radicales libres y de la exposición al sol. Se sabe que limita el cáncer de piel y también por aumentar su elasticidad.

Zinc

El zinc es un mineral esencial en la lucha contra el acné; de hecho, el acné a menudo es causado por una deficiencia de zinc.

Ayuda a controlar las hormonas que pueden causar las imperfecciones cutáneas, así como a mejorar el funcionamiento de su sistema inmunitario. El zinc se puede encontrar en muchos alimentos, como las ostras, el jengibre, y la avena.

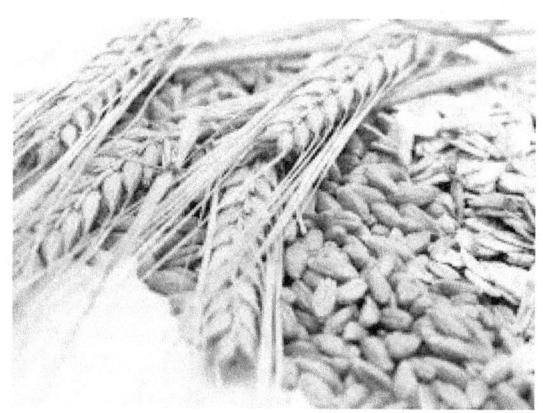

Ácidos Grasos Omega-3

Estos ácidos son importantes para la reparación de la piel y mejora el contenido de humedad y la flexibilidad de la piel. Estos ácidos a menudo no se encuentran en la mayoría de dietas americanas o europeas. Estos ácidos se encuentran en peces silvestres, las semillas de lino y las semillas de chía, entre otros alimentos.

Hay muchos alimentos que se deben incluir en su dieta diaria y que pueden ayudar a asegurar que su piel permanece tan natural y juvenil cuanto posible.

Algunos de estos alimentos contienen ingredientes que han demostrado su capacidad para mejorar el aspecto de la piel por el paso del tiempo y pueden mantener las células de la piel con un aspecto joven y fresco.

Si usted quiere conseguir la piel más saludable que ha tenido, entonces debería probar a cambiar su dieta.

Usted puede sorprenderse por los resultados que va a lograr.

Capítulo 8: Errores Comunes en el Cuidado de la Piel

Uno de los errores comunes y que muchas personas están haciendo actualmente es limpiar demasiado su piel. Los problemas de la piel pueden derivarse de bastantes circunstancias normales para la edad, tales como, manchas, granos, acné, psoriasis, varices e incluso piel flácida, también pueden derivarse de la falta de cuidado de la piel; muchos de estos problemas pueden ser causados por los productos para el cuidado de la piel o métodos que usted utiliza.

Muchas personas tienen la falsa idea de que el acné o las espinillas son siempre causados por tener los poros obstruidos o sucios. Como resultado de ello, muchas personas exageran y limpian su rostro demasiado.

De hecho, este tipo de errores simples pueden empeorar e incluso causar el desarrollo de bacterias dañinas; y esto puede causar aún más problemas, en lugar de solucionarlos.

En cambio, a muchas personas no les molesta lo que consideran que es una espinilla o un simple problema de la piel. Muchas personas no se dan cuenta de que simples problemas de la piel como estos pueden conducir a problemas de piel más graves, que requerirán tiempo para tratarlos y aún más tiempo para sanar los dañinos efectos causados por el tratamiento.

Este es el delicado equilibrio en que todos debemos caminar en lo que respecta a la piel.

Los problemas de la piel les hacen creer a muchas personas que son feos y poco atractivos, cuando realmente no lo son. La mayoría de estos problemas de piel provienen de hábitos no saludables, tales como limpiar mal su piel o incluso comer alimentos que son perjudiciales para la piel, durante un período prolongado de tiempo.

De lo que muchas personas no se dan cuenta, es que tener un problema de piel es solo el principio de todo eso.

Los problemas de la piel pueden conducir, a la larga, al deterioro de la piel e incluso a enfermedades más perjudiciales, como el cáncer de piel. Los posibles problemas en el futuro deben ser mucho más preocupantes que la vergüenza inmediata.

¿Por qué es Importante Cuidar su Piel?

Tener una piel sana afecta en cómo nos sentimos sobre nosotros mismos y es un reflejo de cómo la salud de tu cuerpo es total. Cuando decide cuidarse, será capaz de cuidar de todo su cuerpo, es así de sencillo. También mostrará a las otras personas cómo usted se valoriza y reflejará la salud de su cuerpo solo cuidando el aspecto de su piel.

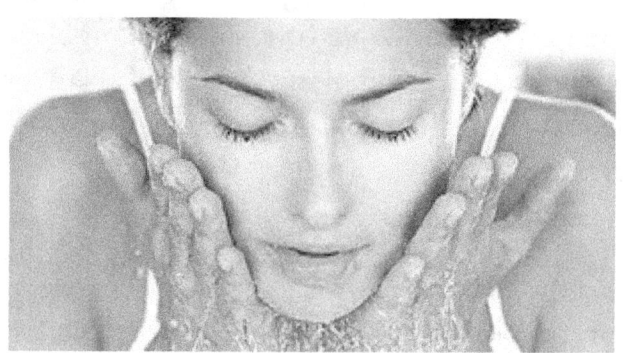

Para cuidar su piel correctamente, hay algunos errores comunes que no debemos cometer:

- **No Seguir un Protocolo Cosmético**

Uno de los muchos errores que la gente acostumbra a cometer es no seguir las instrucciones de la etiqueta de los productos comprados en las farmacias.

Es importante que siga estas instrucciones, especialmente si usted quiere obtener los resultados que desea. Asegúrese de seguir escrupulosamente las instrucciones específicas sobre la cantidad recomendada a utilizar.

Esto es importante porque si usa más cantidad de la recomendada, puede dañar su piel aún más, mientras que si usa muy poco, el producto no funciona.

Combinar Demasiados Productos

Existen personas que quieren los resultados deseados lo más rápidamente posible. Por eso muchas personas empiezan a utilizar dos o más productos a la vez, para tratar de obtener los resultados que desean más rápido. Les debo decir que eso es un gravísimo error y que puede tener consecuencias desastrosas si se mezclan dos productos indebidamente.

En los casos más graves, puede hacer que su piel se reseque y se irrite muchísimo, o incluso se hinche, en respuesta a la pócima que usted ha preparado y usado. Le recomiendo usar un producto a la vez, o usar dos sólo si su médico-dermatólogo le recomienda hacerlo.

Hidratar Demasiado

Sé que hay muchas personas que creen que necesitan usar mucha crema, para ayudarles a mantener su piel suave y fresca. No obstante, este es otro error común que se comete, y es uno que no ayuda a mantener la piel con un aspecto joven y saludable a largo plazo.

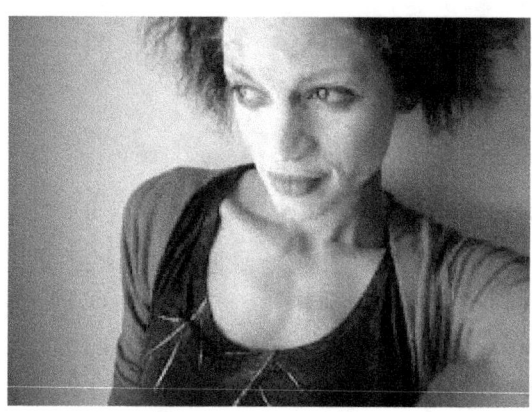

Si se aplica demasiada crema, usted puede dejar en la piel una agradable sensación grasosa, que causará más problemas en la piel que los que intenta solucionar.

Debe utilizar tan poca crema hidratante como sea posible, y usar una vez cada dos días, para obtener los mejores resultados.

Ignorar los Efectos del Entorno

El entorno en que vive y trabaja tiene un efecto drástico en su piel. Si usted vive o trabaja en condiciones muy difíciles, con mucho viento o temperaturas extremas, la piel se seca y requiere más atención.

Utilizar cremas hidratantes y adoptar medidas de protección para asegurarse de que su piel permanece saludable y tersa.

No Usar Protección Solar

Junto con el viento y la temperatura, el sol es la peor amenaza para su piel. Cada vez que esté en el sol, es importante proteger la piel de la radiación solar mediante el uso de un protector.

Si no dispone de filtro solar, cubrirse del sol es otra de las opciones que le ayudarán a mantener la piel sana.

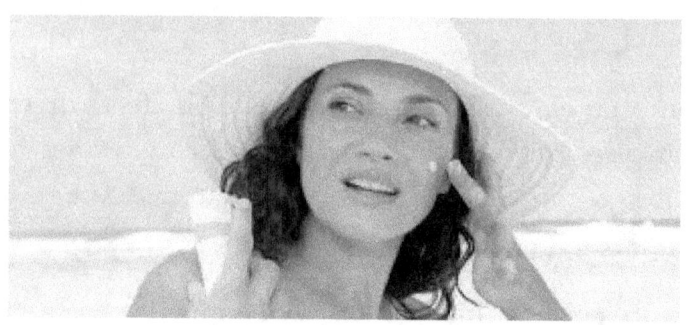

Mala Alimentación y Hábitos de Sueño

Tal como se mencionó anteriormente, la dieta puede tener un efecto drástico en la piel. Dormir también es importante, ya que es cuando la piel tiene la oportunidad de rejuvenecer y repararse por sí misma. Además, la dieta y el sueño mejoran su salud en general, lo que tendrá un efecto beneficioso sobre la salud de su piel.

Posturas Problemáticas

A veces, la forma en que usted se mantiene en pie o se sienta puede lastimar su piel. Las posturas que ponen presión o estiran su piel, como descansar la cabeza en sus manos al sentarse o apretar los labios durante largos periodos de tiempo, pueden estirar su piel y reducir su elasticidad.

A veces usted no puede ayudar con este problema, pero debe ser consciente de su postura y tratar de encontrar posiciones más cómodas, que no involucren mucho estrés en la piel.

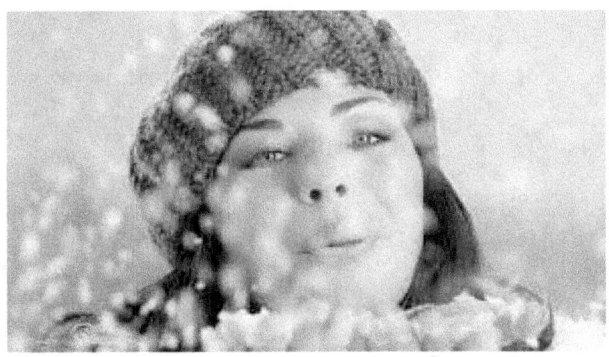

Evitando que se produzcan estos errores comunes, puede ahorrarse una gran cantidad de estrés y salvar su piel en el proceso. Es importante ser consciente de sus acciones que pueden dañar la piel, e intentar deshacerse de esos malos hábitos.

Capítulo 9: Estilos de Vida Saludables

Es fácil señalar de malos hábitos, pero también es importante identificar los buenos hábitos, que usted puede aprovechar para mejorar la salud de su piel. Estos son pasos muy sencillos, que sólo están dirigidas a pequeños cambios en su estilo de vida, pero estos pequeños cambios harán una gran diferencia en su piel_.

Haga los siguientes cambios para mejorar la salud y vitalidad de su piel:

Reducir el estrés

El estrés tiene un efecto nocivo sobre la piel. Puede aumentar la sudoración y una disminución de la eficacia de su sistema inmunológico, lo que puede aumentar el acné. Así, el estrés suele provocar que las personas arqueen sus cejas, lo que puede ocasionar arrugas.

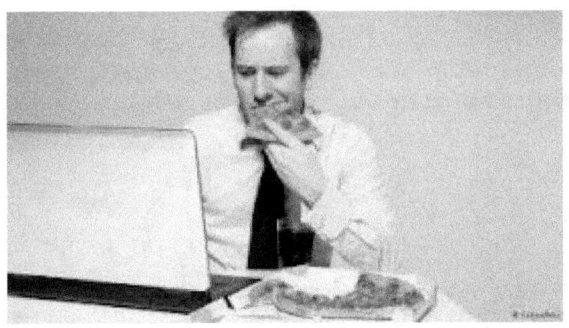

Beber (Más) Agua

El agua mejora la salud en general, y contribuye a crear un sano "resplandor" en la piel, relacionado con la eliminación de las toxinas de su cuerpo y la hidratación de su piel. Se recomienda beber por lo menos 10 vasos de agua cada día, para asegurarse de que usted está bien hidratado, esto le ofrecerá mucha humedad a la piel y eliminar elementos perjudiciales de su cuerpo.

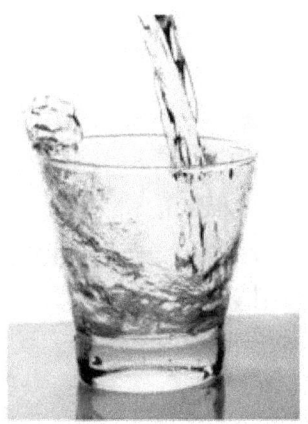

Use Protector Solar

Como se mencionó anteriormente, un protector solar puede ayudar a mantener la piel saludable, limitando la cantidad de rayos ultravioleta sobre su piel. Estos rayos pueden provocar quemaduras, cicatrices, y si se deja sin control por mucho tiempo, el cáncer.

El protector solar bloquea los rayos nocivos sobre su piel, lo que reduce en gran medida el daño que causa el sol. Use productos que incluyen ingredientes como avabonzone, oxybenzone, methoxycinnamate u octocrylene, ya que ofrecen la mayor protección.

Dormir lo Suficiente

Una persona necesita 7-8 horas de sueño cada noche. Cuando está cansado, los efectos son visibles en la piel - aparecen bolsas bajo los ojos, y la elasticidad de la piel se reduce visiblemente. Durmiendo suficiente, la piel puede descansar, lo que permite que vuelva la flexibilidad y desaparezcan las ojeras.

Cambiando su rutina para incluir estas cuatro ideas, mejorará su salud en general, y su piel en particular estará más saludable. Estos cambios no son grandes ni difíciles, pero son cosas en que tenemos que centrarnos y que se conviertan en rutina.

Sin embargo, después de un tiempo, se convierten en hábitos que hacemos sin ni siquiera pensar en ellos, y que benefician la salud de nuestra piel.

Capítulo 10: Recetas para una Piel Sana

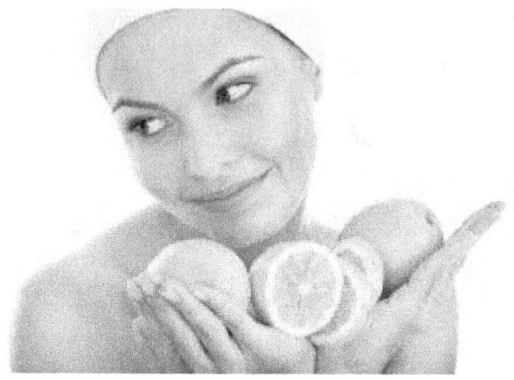

A veces la parte más difícil del cambio es saber por dónde empezar. Pruebe estas recetas que incluyen todos los nutrientes que son esenciales para la salud de la piel.

Alimentarse bien es el primer paso para una piel más saludable.

Siga estas recetas originales y disfrute de comidas deliciosas y saludables.

Paté de Hígado Pollo

1 cucharada de aceite de oliva

2 chalotas (picadas)

1 loncha de bacón (picada)

500 g. de hígado de pollo (aprox. 300g una vez limpio y cortado)

3 cucharadas de brandy (o vino de Porto)

100 ml de crema de leche

Sal (al gusto)

Pimienta (al gusto)

1 cucharada de perejil fresco

2 cucharadas de mantequilla

Mantequilla clarificada

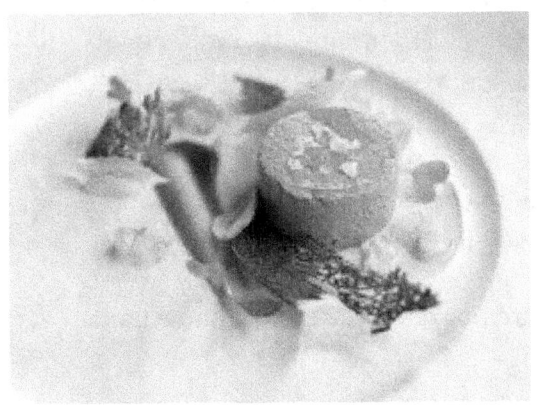

A fuego medio agregar el aceite y saltear la chalota y el tocino hasta que las chalotas queden blandas, pero no doradas.

Añadir el hígado limpio y cocinar hasta que cambie de color.

Verter el brandy o el vino Porto, deje reducir antes de agregar la nata líquida.

Agregar la sal, la pimienta y el perejil, y cocinar hasta que el hígado esté casi cocinado, sólo debe tomar un par de minutos.

Colocar esta mezcla en un procesador de alimentos junto con la mantequilla, mezclar hasta que esté cremoso.

Transferir a un recipiente para servir, aplane el pate antes de cubrir con la mantequilla clarificada o film transparente encima del paté, para evitar la decoloración en la parte superior.

Conservar en la nevera durante 24 horas para desarrollar todos los sabores antes de servir.

Se conserva aproximadamente durante una semana.

Ensalada de Perejil

4 onzas de perejil italiano

2 cucharadas de zumo de limón

2 cucharadas de ralladura de limón

6 cucharadas de aceite de nuez

2 cucharaditas de aceite de sésamo oscuro

1 cucharadita de miel

Sal

Pimienta

3 cucharadas de semillas de sésamo tostado

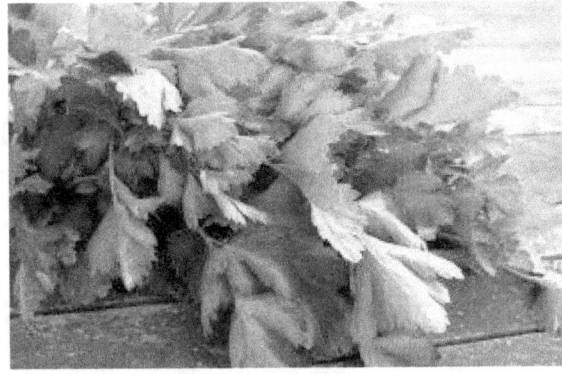

Lavar y secar el perejil.

Seleccionar las hojas y reservar.

Desechar los tallos.

En un tazón grande, batir el jugo de limón, la ralladura de limón, el aceite de nuez, el aceite de sésamo, la miel y añadir sal y pimienta al gusto.

Añadir el perejil y semillas de sésamo y mezclar bien.

Dejar reposar la ensalada al menos por 30 minutos antes de servir, para que los sabores se fundan.

Espinacas Salteadas con Ajo

1 ½ manojos de espinacas baby

2 cucharadas de aceite de oliva extra virgen

2 cucharadas de ajo picado

2 cucharaditas de sal kosher

¾ cucharadita de pimienta negra recién molida

1 cucharada de mantequilla sin sal

1 limón

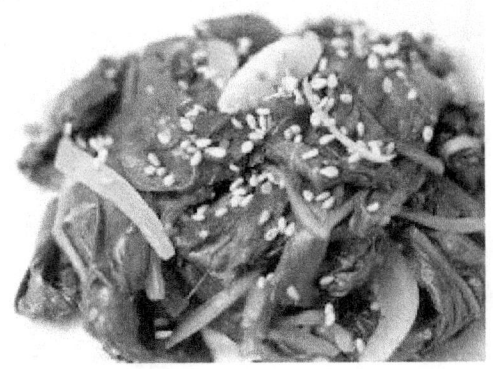

Lavar las espinacas en agua fría.

Girar en un centrifugador de ensalada, dejando sólo un poco de humedad en las hojas.

En una cazuela grande, calentar el aceite de oliva y saltear el ajo a fuego medio durante 1 minuto, o hasta que se dore.

Agregar las espinacas, la sal y la pimienta, saltear con el ajo y el aceite, tapar y dejar cocinar 2 minutos.

Destapar la cazuela, subir la temperatura y cocinar las espinacas por otro minuto, removiendo con una cuchara de madera, hasta que se pochen.

Usando una cuchara con ranuras, colocar las espinacas en un recipiente para servir y colocar encima la mantequilla, un chorrito de limón y una pizca de sal kosher o de mar.

Servir caliente.

Acelgas

200 gramos de jamón ahumado, alas de pavo o huesos del cuello

1 cucharada condimento (½ de sal, ¼ pimienta, ¼ ajo en polvo)

1 cucharada de salsa chile picante

1 manojo grande acelgas

1 cucharada de mantequilla

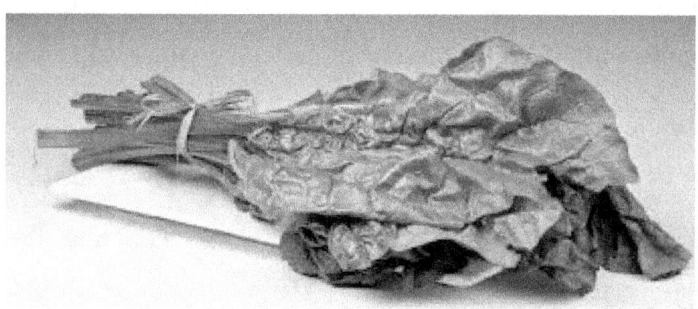

En una olla grande, poner 3 litros de agua a hervir y añadir la carne ahumada, los condimentos y la salsa picante.

Reducir a fuego medio y cocinar por 1 hora.

Lavar las acelgas, quitar los tallos sujetando el centro de la hoja con la mano izquierda y tirar de la hoja hacia abajo con la mano derecha. Colocar de 6 a 8 hojas una encima de la otra, enrollar y cortar en tiras gruesas de 2 cm.

Colocar las acelgas cortadas en la cazuela con la carne y agregar la mantequilla

Cocinar de 45 a 60 minutos, removiendo de vez en cuando.

Cuando termine, probar y rectificar de sal.

Acelgas al Estilo del Sur

1 cucharada de aceite de oliva

1 cucharada de mantequilla

½ cebolla grande picada

1 cucharadita de escamas de pimienta roja

1 diente de ajo, finamente picado

3 tazas de caldo de verduras

1 manojo de acelgas, cortadas

2 tomates picados

Sal

Pimienta negra molida

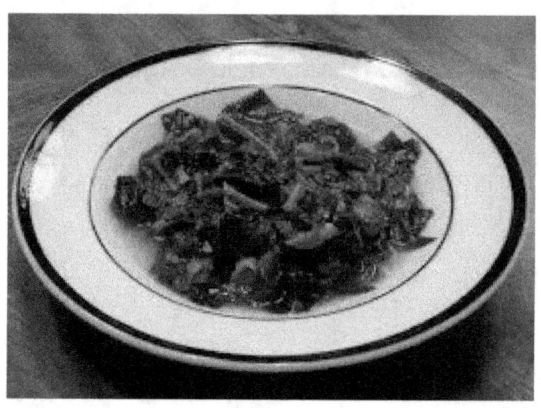

En una cazuela grande, a fuego medio, calentar el aceite y la mantequilla.

Rehogar las cebollas hasta ablandan un poco, unos 2 minutos, luego agregar las hojuelas de pimienta roja y el ajo, cocinar otro minuto. Añadir las acelgas y cocinar otro minuto.

Agregar el caldo de verduras, tapar y dejar que hierva.

Cocinar hasta que la verdura esté tierna, unos 40 minutos.

Añadir los tomates y sazonar con sal y pimienta.

Salsa Fresca

3 cucharadas de cebolla finamente picada

2 dientes de ajo pequeños, picados

3 tomates maduros grandes, pelados y sin semillas, picados

2 Chili Serrano o Jalapeño, finamente picado

3 cucharadas de cilantro picado

2 cucharadas de jugo de limón

Sal y pimienta

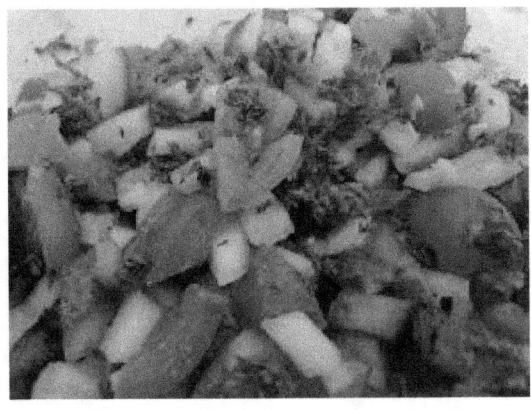

Poner cebolla picada y el ajo en un colador y verter 2 tazas de agua hirviendo y dejar que se escurra completamente.

Desechar el agua.

Dejar enfriar.

Mezclar ligeramente el ajo y la cebolla con el tomate picado, chiles, cilantro, jugo de limón, sal y pimienta.

Refrigerar por 2 a 4 horas, para mezclar los sabores.

Rinde aproximadamente 2 tazas de salsa.

Sopa de Brócoli

2 racimos de brócoli

1 cucharada de aceite de oliva

1 cebolla picada

4 tazas de caldo de verduras

1 patata pelada y cortada en dados

Sal y pimienta negra molida

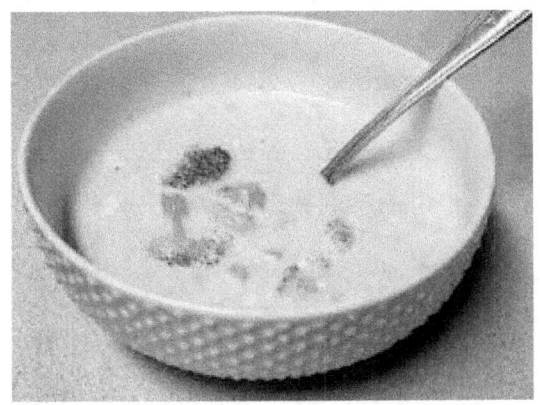

Retirar y desechar la parte dura del tallo del brócoli.

Pelar el tallo restante.

Picar muy fino el tallo y los floretes (usted debe obtener aproximadamente 4 tazas).

Reservar.

Calentar el aceite en una cazuela mediana, a fuego medio.

Agregar la cebolla y dejar cocinar hasta que esté blanda y transparente, unos 10 minutos.

Añadir el caldo y la patata, llevar a ebullición.

Reducir el fuego y cocinar a fuego lento, hasta que la patata esté casi tierna, unos 12 minutos.

Colocar los floretes picados.

Cocinar a fuego lento hasta que la patata y el brócoli estén muy tiernos, unos 10 minutos.

Retirar la sopa del calor, dejar enfriar un poco y hacer el puré en una licuadora, hasta que quede suave.

Sazonar con sal y pimienta, al gusto. Servir caliente con pan crujiente.

Tarta de Fresa-Ruibarbo

Base:

2 tazas de harina

½ taza de flores de decoración

3 cucharaditas de azúcar glas

½ taza manteca vegetal, sabor mantequilla

1 pizca de sal

1 huevo

2 cucharaditas de vinagre

¼ taza de agua fría

Relleno:

2 ½ tazas ruibarbo rojo fresco picado

2 ½ tazas de fresas, lavadas y sin tallo, picadas

1 ½ tazas de azúcar

2 cucharadas de tapioca

1 cucharada de harina

½ cucharadita de jugo de limón

½ cucharadita de canela molida

1 cucharadita de extracto de vainilla

3 cucharadas de mantequilla, en dados

1 huevo, batido con 1 cucharadita de agua

Azúcar

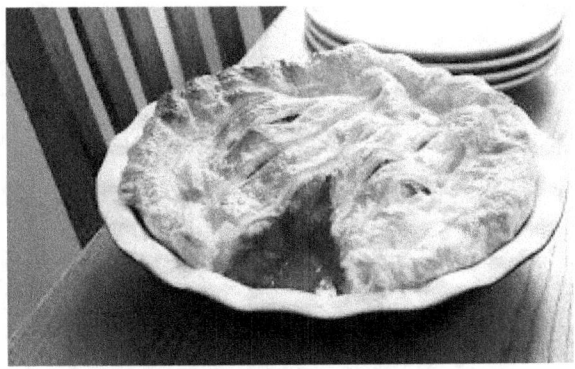

Preparación Base:

Utilizando una batidora de 2 varillas, mezclar la harina, azúcar, manteca, mantequilla y sal.

Batir el huevo, el vinagre y el agua en una taza y verter por encima de los ingredientes secos, incorporando todo el líquido sin sobrecargar la masa.

Sacudir la harina que sobra sobre la masa y refrigerar si es posible. Dividir la masa en 2 discos.

Estirar un trozo de masa para hacer la base inferior.

Colocar en una base de tarta.

Poner la base en el refrigerador para enfriar.

Precalentar el horno a 180°.

Preparación Relleno:

Mezclar el ruibarbo, fresas, azúcar, tapioca, harina, ralladura y jugo de limón, pizca de canela y vainilla.

Mezclar bien en un bol grande y verter en la base fría.

Puntear la parte superior del relleno con la mantequilla.

Pincelar la base de la tarta con la yema de huevo batida.

Estirar el otro trozo de masa y colocar sobre el relleno.

Prensar los bordes para sellarlos.

Pincelar con la clara de huevo y decorar con azúcar granulado. Proteger con papel aluminio y hornear a 200° por 15 minutos. Disminuir la temperatura a 180° y hornear por 45 a 50 minutos adicionales, o hasta que el relleno empiece a burbujear.

La máxima temperatura debe ser 200° y 180° respectivamente.

También puede usar decoración de pasteles extra

Dejar enfriar antes de servir.

Ensalada de Espinacas y Fresas

½ taza de azúcar blanco

2 cucharadas de semillas de sésamo

½ cucharaditas de aceite de sésamo

1 cucharadas de semillas de amapola

1 ½ cucharaditas de cebolla deshidratada cortada

¼ cucharaditas de pimentón

½ taza de aceite vegetal

½ taza de vinagre balsámico

2 manojos de espinacas frescas, picadas, lavadas y secas

1 cestita de Fresas cortadas por la mitad

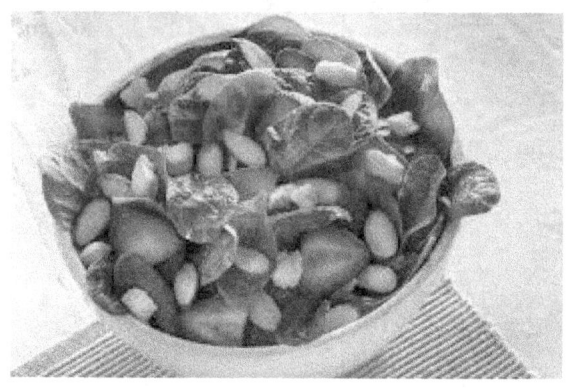

Mezclar el azúcar, las semillas de sésamo, aceite de sésamo, semillas de amapola, cebolla seca, pimentón, aceite y vinagre.

Refrigerar hasta que esté frío.

En una ensaladera, colocar las espinacas y fresas.

Rociar con el aderezo, mezclar suavemente y servir.

Limonada de Jengibre

3 tazas de azúcar blanco

1 litro de agua

14 rodajas de jengibre fresco

4 tazas de zumo de limón

2 limones, en rodajas

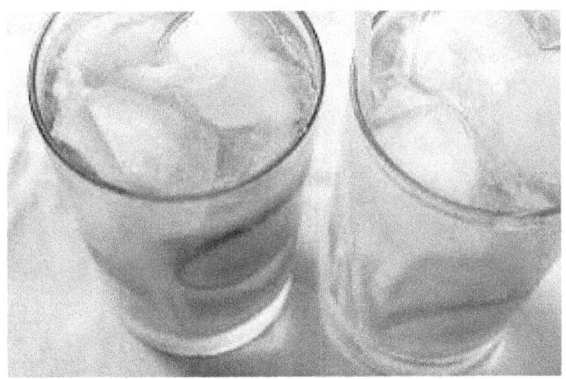

En una cazuela mediana colocar el azúcar, agua y jengibre.

Llevar a ebullición, revolviendo de vez en cuando.

Retirar del fuego.

Agregar el jugo de limón.

Enfriar durante 15 minutos.

Retirar el jengibre.

Refrigerar la limonada al menos 1 hora, o hasta que esté fría.

Servir con hielo y decorar con las rodajas de limón.

Licuado de Semillas de Lino

½ plátano congelado, pelado y cortado en trozos

1 taza de fresas congeladas

2 cucharaditas de semillas de lino

1 taza de leche de soja sabor vainilla baja en grasa

Mezclar la banana, las fresas, las semillas de lino y leche de soja en una batidora.

Batir hasta que este cremoso.

Ensalada India de Pepino

3 pepinos medianos

1 taza de yogurt natural bajo en grasa

1 cucharada de zumo de limón

¼ - ½ cucharadita de azúcar, al gusto

½ - 1 cucharadita de comino molido, al gusto

½ - 1 cucharada de menta picada

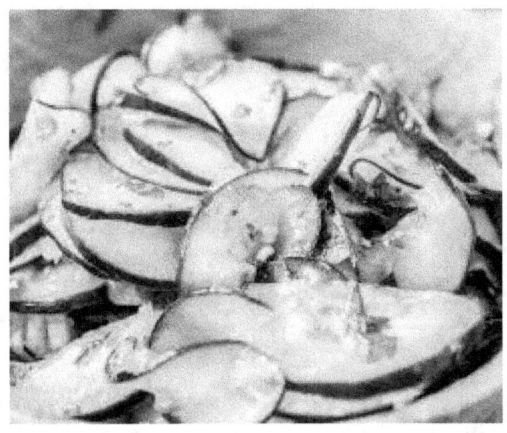

Pelar los pepinos; partirlos por la mitad longitudinalmente y sacar las semillas.

Cortar los pepinos en cuadritos y colocar en un recipiente.

Batir el yogur, jugo de limón, azúcar, comino y menta.

Verter sobre pepinos y mezclar suavemente.

Salmón Asado al Ajo y Tomate
4 a 6 filetes de salmón sin piel

4 tomates medianos, partidos por la mitad

2 cucharadas de aceite de oliva

Sal y pimienta negra molida

½ cucharadita de pimentón dulce

8 ramitas de tomillo fresco

4 dientes de ajo, picados

Calentar el horno.

Colocar el salmón y los tomates, con el corte hacia arriba, en una cazuela de asar a la parrilla o en una bandeja para hornear con borde.

Rociar con aceite y sazonar con ¾ de cucharadita de sal y ¼ de cucharadita de pimienta.

Espolvorear el salmón con el pimentón dulce.

Esparcir el tomillo y el ajo sobre la parte superior.

Asar hasta que el salmón esté opaco y los tomates estén tiernos, de 8 a 10 minutos.

Sopa Fría de Melón

1 melón - pelado, sin semillas y cortados en dados

2 tazas de jugo de naranja

1 cucharada de zumo de lima

¼ cucharadita de canela molida

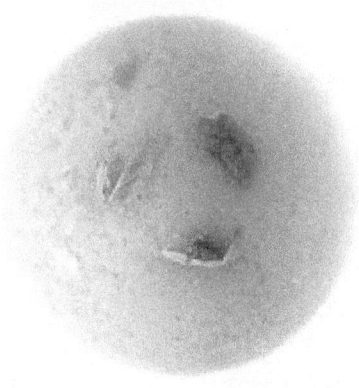

Colocar el melón y ½ taza del jugo de naranja en una licuadora o procesador de alimentos; tapar y batir hasta que quede cremoso.

Colocar en un recipiente grande.

Agregar el jugo de limón, canela y jugo de naranja restante.

Cubrir y refrigerar por lo menos durante una hora.

Decorar con menta si lo desea.

Rodajas de Batata al Horno

3 batatas pequeñas

1 ½ cucharadas de aceite de oliva aromatizado con ajo

½ cucharadita de mostaza seca

2 cucharaditas de romero fresco picado

½ cucharadita de sal

Precalentar el horno a 200°.

Pelar las batatas; cortar longitudinal, cada batata en 8 pedazos.

En un recipiente grande, mezclar las batatas y el resto de los ingredientes, revolver bien para cubrir.

Disponer las batatas en una sola capa, sobre una bandeja de hornear.

Cocer las batatas a 220° por 30 minutos o hasta que estén blandas y ligeramente doradas, dar la vuelta después de los primeros 15 minutos.

Servir inmediatamente.

Conclusión

En definitiva espero que usted haya aprendido sobre el cuidado de la piel e identificado algunos cambios que usted puede hacer fácilmente para mejorar la salud de su piel.

Ahora que usted conoce exactamente cómo son las capas de su piel, sus funciones, el tipo más común de los problemas de la piel puede tener y lo que se puede hacer para el tratamiento de los mismos, la última cosa que usted puede hacer es tomar medidas.

Recuerde, cuando envejecemos, también lo hace nuestra piel. Con el tiempo, la piel pierde la elasticidad y el brillo natural de nuestros días más jóvenes. Este es sólo el orden natural de las cosas, pero hay acciones que usted puede tomar para ayudar a mantener su piel joven, como una dieta saludable y evitar cometer los errores comunes que pueden dañar la piel a largo plazo.

Haciendo cambios en el estilo de vida para mejorar su nutrición, bajar los niveles de estrés, los patrones de sueño, y la salud en general, usted puede ralentizar el proceso de envejecimiento y mantener la piel que tenía en su juventud.

Siendo conscientes de su entorno y proteger su piel contra los elementos, usted puede limitar el daño que hacen a su piel. Siendo consciente de problemas potenciales, tales como manchas o forúnculos, usted puede parar las infecciones o afecciones antes de que degeneren en graves problemas.

La clave es que usted necesita asumir la responsabilidad de la salud de su piel. Usted es capaz de determinar la apariencia de su piel, vibrante y juvenil, por lo que empiece a buscar la piel que desea.

Limitación de Responsabilidad

El autor no asume responsabilidad alguna por errores, omisiones o interpretación contraria de la materia de este libro.

Tenga en cuenta que las directrices o recomendaciones aquí presentes no sustituyen totalmente los consejos médicos. Usted acepta que hace uso de parte o de toda la información de este libro por su cuenta y riesgo. El autor no será responsable por cualquier daño que pueda resultar siguiendo los consejos dados en este libro.

¡Si se está medicando o tiene dudas sobre los consejos dados aquí, consulte a su médico sin demora!

www.ingramcontent.com/pod-product-compliance
Lightning Source LLC
Chambersburg PA
CBHW060337290526
45793CB00003B/649